CONTRIBUTION A L'ÉTUDE CLINIQUE

DES FORMES GÉNÉRALISÉES

DE LA

PARALYSIE ALCOOLIQUE

PAR

Louis BORDO

Docteur en médecine

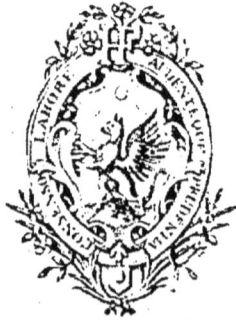

MONTPELLIER
IMPRIMERIE CENTRALE DU MIDI
(HAMELIN FRÈRES)

1895

CONTRIBUTION A L'ÉTUDE CLINIQUE

DES FORMES GÉNÉRALISÉES

DE LA

PARALYSIE ALCOOLIQUE

PAR

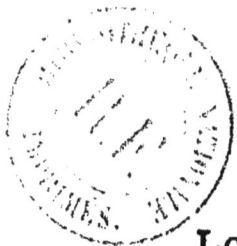

Louis BORDO

Docteur en médecine

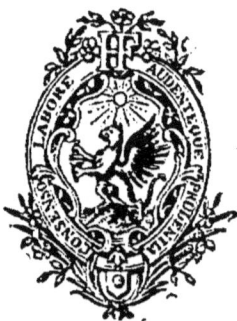

MONTPELLIER
IMPRIMERIE CENTRALE DU MIDI
(HAMELIN FRÈRES)

—

1895

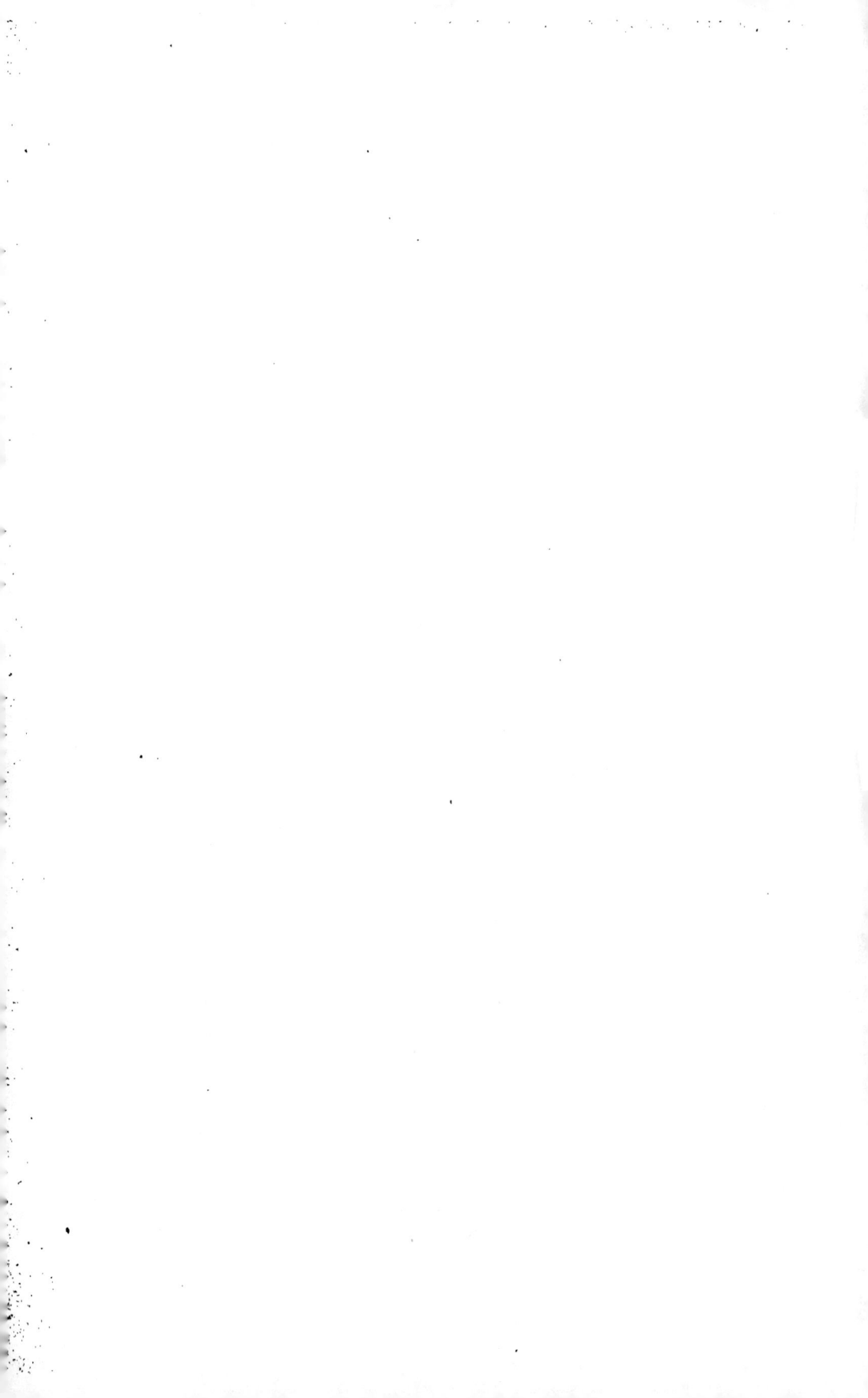

MEIS ET AMICIS

L. BORDO.

A MES MAITRES

DE L'ÉCOLE DE PLEIN EXERCICE DE MÉDECINE D'ALGER
ET DE LA FACULTÉ DE MONTPELLIER

L. BORDO.

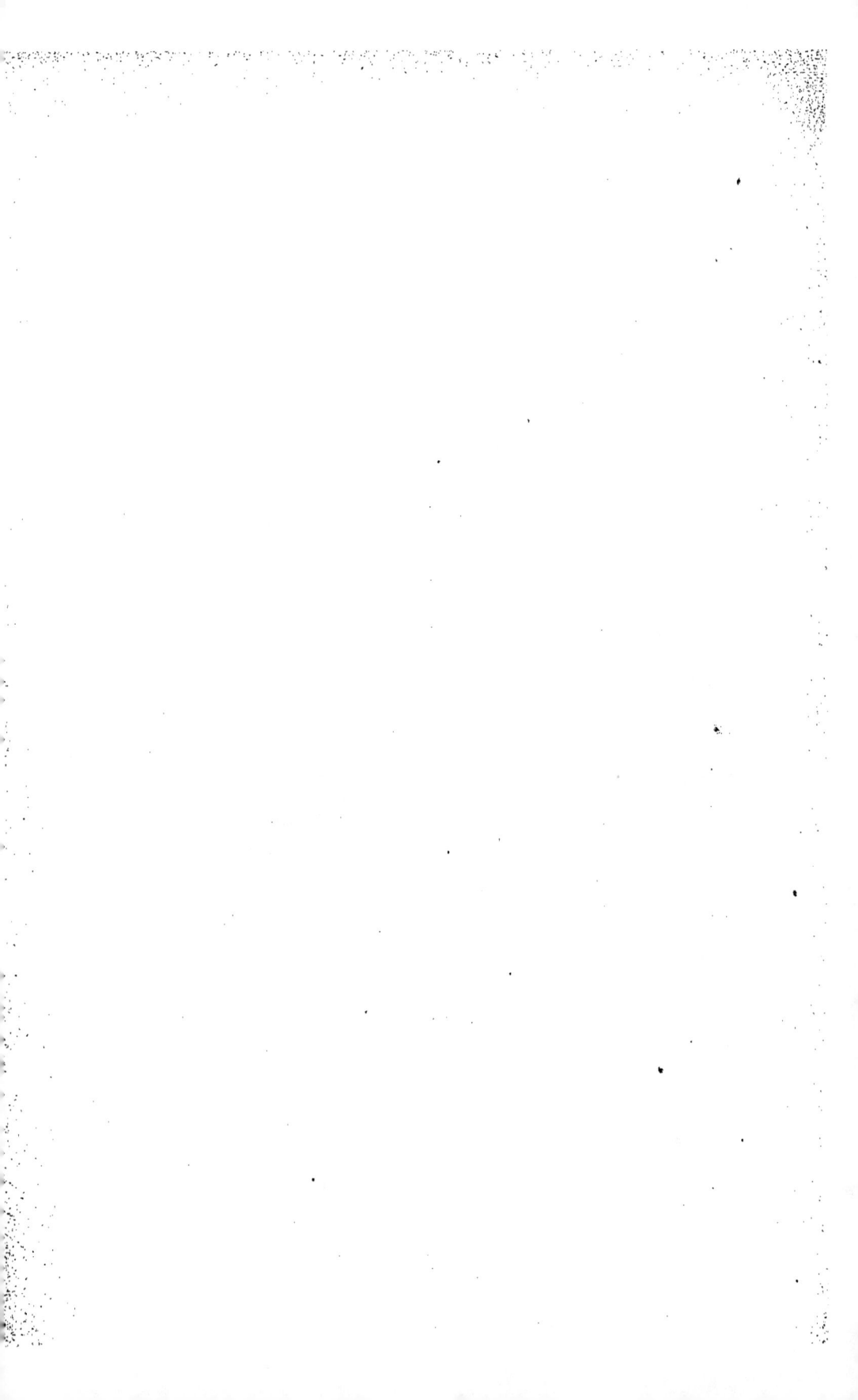

INTRODUCTION

Il nous a été donné d'observer à l'hôpital de Mustapha un cas de paralysie alcoolique généralisée. Sans doute la description de cette maladie ne laisse nullement à désirer, et la notion de paralysie alcoolique, pour ne remonter qu'à une trentaine d'années, n'en est pas moins vulgarisée par un fort grand nombre de travaux. Cependant nous n'hésitons pas à faire de l'observation que nous avons recueillie le point de départ de notre thèse inaugurale; le sujet nous paraissant prêter encore à plus d'une discussion, et notre cas présentant plusieurs points dignes d'être mis en relief. Nous tenons donc à faire remarquer, dès le début de ce modeste travail, que nous n'avons nullement en vue l'étude des paralysies alcooliques en général, nous voulons simplement relever les détails importants de notre cas et rappeler à cette occasion les grandes lignes de la maladie qui nous occupe.

Le plan que nous suivrons est le suivant :

Dans un premier chapitre, nous rappellerons le nom des auteurs qui ont le plus contribué à faire connaître les paralysies alcooliques.

Nous donnerons alors la description sommaire des formes généralisées de la paralysie alcoolique, telles qu'on les connaît à l'heure actuelle, en nous bornant toutefois à leur étude clinique, puisque notre cas n'a pas été suivi de mort et que nous n'avons par conséquent pas de matériaux personnels à fournir à l'anatomie pathologique de cette affection.

Puis nous rapporterons l'observation originale qui nous a inspiré le présent mémoire.

Nous entreprendrons ensuite la discussion critique de cette observation et nous nous efforcerons de mettre en relief les points intéressants que nous avons remarqués, et les déductions que l'étude attentive de ce cas nous a suggérées.

Qu'il nous soit permis, avant d'aborder notre sujet, d'offrir à tous nos maîtres de l'École de médecine d'Alger et de la Faculté de Montpellier l'expression de notre plus vive reconnaissance pour la bienveillance dont ils nous ont honoré et pour les excellentes leçons que nous avons puisées à leur enseignement.

Que MM. les professeurs Texier, Bruch, Gros, Gémy, qui qui nous ont guidé au début de nos études médicales, reçoivent l'hommage de notre affection la plus dévouée. Il ne nous ont ménagé ni les encouragements, ni les conseils, et leur appui ne nous a jamais fait défaut.

Que particulièrement M. le professeur suppléant A. Cochez, qui nous a inspiré le sujet de ce travail, daigne agréer, avec nos plus sincères remerciements pour les précieux conseils qu'il nous a toujours donnés, le témoignage de notre entière reconnaissance.

Que M. le professeur Carrieu, qui a bien voulu nous faire l'honneur d'accepter la présidence de notre thèse, reçoive ici l'expression de notre plus vive gratitude.

CONTRIBUTION A L'ÉTUDE CLINIQUE

DES FORMES GÉNÉRALISÉES

DE LA

PARALYSIE ALCOOLIQUE

~~~~~~~~

CHAPITRE PREMIER

HISTORIQUE

Pour apporter plus de netteté et de précision dans l'énumé-
ration des nombreux travaux qui traitent de la paralysie alcoolique, nous distinguerons, dans l'histoire de cette maladie,
trois périodes : la première ou période de tâtonnements ; la
deuxième ou période symptomatique ; la troisième ou période
anatomo-pathologique.

Période de tatonnements. — Elle va de 1822 à 1884, et
comprend les recherches de l'Américain James Jackson (1), qui
le premier aurait signalé ces paralysies et les aurait rapportées à leur véritable cause.

Mais la description est réellement par trop concise et reste
fort en arrière de l'étude bien plus complète de Magnus Hüss,
qui tente de tracer le tableau de la maladie qui nous occupe (2).

(1) *New England Journal of med. and surg.* Boston 1822.
(2) *Alcoholismus chronicus* (trad. all.). Stockholm et Leipsig, 1852.

A vrai dire, cet auteur cite des cas d'engourdissement musculaire, de parésie motrice, plutôt que de paralysie vraie, mais il a le mérite de connaître la symétrie des désordres, et surtout de bien indiquer les troubles subjectifs dont ils s'accompagnent : fourmillements, crampes, sensation de chaleur et de brûlure. Une preuve d'ailleurs qu'il avait entrevu l'existence du groupe des paralysies toxiques, c'est que, dans un chapitre spécial, il compare les accidents produits par l'abus de l'alcool à ceux que produit l'intoxication par le plomb, le phosphore, le seigle ergoté, l'arsenic et le mercure.

Mais cette description n'était pas suffisamment précise, peut-être encore les temps n'étaient-ils pas préparés à la découverte, et la paralysie alcoolique demeura dans l'oubli.

PÉRIODE SYMPTOMATIQUE. — C'est à M. Lancereaux (article alcoolisme *in* Dict. Dechambre), en 1864, que revient le grand mérite d'avoir fixé définitivement les caractères de la paralysie alcoolique. Il rapporte les observations de deux femmes adonnées depuis longtemps à l'absinthe, et qui présentaient, en même temps que les symptômes ordinaires de l'alcoolisme, une hyperalgésie symétrique des membres qui se généralisa bientôt à tout le corps ; l'une d'elles présenta une paralysie symétrique presque complète des membres inférieurs, précédée de crampes et de douleurs musculaires atroces. Ces phénomènes douloureux remontaient jusqu'à la racine des membres et étaient symétriques. Au bout de quelques mois, la guérison fut néanmoins obtenue. Chez l'autre, les désordres de la motilité commencèrent aux membres supérieurs ; les muscles extenseurs des doigts furent paralysés les premiers, puis ce fut le tour des muscles fléchisseurs. Enfin, les muscles de la jambe étaient atteints à leur tour. Cette malade succomba.

L'autopsie, dit M. Lancereaux, montra que la moelle était

indurée ; quant aux nerfs périphériques, ils étaient atteints de dégénérescence granulo-graisseuse.

Tout est indiqué dans cette description : le siège des lésions, leur symétrie, les douleurs atroces qui précèdent l'impotence musculaire. Il n'est pas jusqu'à l'origine périphérique, la prédominance de la paraplégie et de la paralysie des extenseurs, qui ne soit soulevée.

M. Lancereaux revient d'ailleurs sur ce sujet l'année suivante (1), et il publie un cas nouveau de paralysie due à l'alcool.

Leudet (de Rouen) publie (2), en 1867, dans les *Archives de médecine*, une étude sur la forme hyperesthésique de l'alcoolisme chronique. Il cite un grand nombre d'observations où l'on a noté de la paralysie des membres, et où en même temps se sont montrés des troubles de la coordination des mouvements ressemblant à ceux de l'ataxie locomotrice progressive. Puis l'Angleterre, ce pays de l'alcoolisme, vient apporter sa contribution à l'étude de la maladie qui nous occupe.

Thompson (3), en 1868, publie cinq observations dont quatre appartiennent à des femmes et où des paralysies portant surtout sur les extenseurs des pieds et des mains et s'accompagnant de vives douleurs et de troubles variés de la sensibilité sont attribués à l'alcool pris en excès durant de nombreuses années.

Handfield (Jones) (4) et Wilks (5) rapportent à leur tour

(1) Lancereaux, *Étude sur les altérations produites par l'abus des boissons alcooliques* (*Gaz. hebd. de méd.*, 1865).

(2) Leudet, *Essai sur la forme hyperesth. de l'alc. chron.* (*Arch. gén. de méd.*, 1867). — *Étude clin. sur la forme hyperesth. de l'alcoolisme chron. et de ses relations avec les maladies de la moelle* (*Arch. gén. de méd.*, 1867).

(3) Thompson (Reginald), *On paralysis of the extensors* (*Med. clin. transact.*, 1868).

(4) Handfield (Jones), *Epilepsy and oth. nerv. affect. resulting from the exces. use of alcohol.* (*Practitionner*, 1871).

(5) Wilks, *Alcoholic paraplegia* (*The Lancet*, 1872).

plusieurs faits nouveaux. Puis ce sont Fischer (1), Myrtle (2), Glynn (3), Moëli (4), Dreschfeld (5), Broodbent (6), qui publient de nouvelles observations.

En France, Lancereaux (7) résume la question en 1881, et il donne de nouvelles observations, et s'occupe des lésions de la maladie. Il fait quelques restrictions sur le pronostic qu'il considérait comme fatal dans les premiers travaux, et reconnaît que dans un certain nombre de cas la guérison peut survenir même spontanément, quand les habitudes du malade sont abandonnées.

Charcot (8), en 1884, fait une leçon clinique sur deux cas de paralysie alcoolique observés dans son service. Il résume les caractères propres à ces paralysies, et fait ressortir surtout la coexistence de troubles cérébraux graves chez les deux femmes atteintes.

Le savant professeur consacre, quatre ans plus tard, une longue et très remarquable causerie sur le même sujet dans ses leçons du mardi. A propos d'une malade qu'il présente à son auditoire, il résume avec une lucidité parfaite les principaux caractères de la paralysie alcoolique. C'est une paralysie flasque, occupant le plus souvent les membres inférieurs, s'accompagnant d'absence de réflexes rotuliens, prédominante

(1) Fischer, *Eine eigentheml. spinalerkrank, bei Triukern. (Arch.f. Psych. u. Nervenkr.*, 1882).

(2) Myrtle, *On a case of acute ascending paralysis, chron. alcoholim., (Brit. med. Journ.,* 1882).

(3) Glynn (Thomas), *Case of alcohol paraplegia (The Liverpool med. chir. Journ.,* 1883.

(4) Moëli, *Charité Annalen,* 1882.

(5) Dreschfeld, *On alcoholic paralysis.* Brain, 1884.

(6) Broodbent, *On a form of alcoholic spinal paralysis (The Lancet,* 1884).

(7) Lancereaux, *Paralysies toxiques (Gazette hebdomadaire de médecine et de chirurgie,* 1886).

(8) Charcot, *Paral. alcooliq. (Gaz. hôp.,* 28 août 1884).

sur les extenseurs, avec troubles de sensibilité spontanés et provoqués, et troubles trophiques.

Les troubles cérébraux (*delirium tremens*, amnésie, cauchemars) sont très importants pour le diagnostic, mais la paralysie alcoolique peut être reconnue par ses caractères intrinsèques.

Depuis cette époque ont paru de nombreux travaux, résumant les connaissances acquises ou apportant quelques observations nouvelles. Citons la thèse d'agrégation de M. Brissaud (1), qui s'applique surtout au diagnostic différentiel des paralysies toxiques ; la thèse de M. Boisvert (2), qui étudie les formes atténuées de la paralysie alcoolique, la thèse de M. Canac (3), qui discute plutôt la question pathogénique, celle de M. Carpentier (4), qui donne des observations inédites, et la revue générale de M. Laffitte (5), résumé clair et précis de toutes nos acquisitions jusqu'à ce jour.

Nous ferons mention spécialement de la thèse de M. Vassal (6), qui étudie les formes généralisées de la paralysie alcoolique, formes que nous avons surtout en vue dans ce travail.

PÉRIODE ANATOMO-PATHOLOGIQUE. — Certes notre classification est loin d'être parfaite, car la période anatomo-pathologique empiète singulièrement sur la période symptomatique, et plusieurs des travaux signalés plus haut s'occupent déjà des lésions de la paralysie alcoolique. Cette division laisse

---

(1) Brissaud, *Des paralysies toxiques* (Th. d'ag., 1880).

(2) Boisvert, *Étude clin. des formes atténuées de la paral. alc.* (Th. Paris, 1888).

(3) Canac, *Contrib. à l'étude de la paral. alc.* (Th. Montpellier, 1889).

(4) Carpentier, *Contrib. à l'étude des paral. alc.* (Th. Paris, 1890).

(5) Laffitte, *Gaz. hôp.*, 8 octobre 1892.

(6) Vassal, *Contr. à l'étude de la paral. alc. et en particulier des formes généralisées* (Th. Paris, 1891).

donc à désirer au point de vue chronologique, mais en somme la recherche scientifique rigoureuse des altérations nerveuses ne date que de ces dernières années, depuis que la paralysie alcoolique est parfaitement connue et admise comme entité clinique, depuis que l'on sait trouver les lésions rencontrées dans les nefs périphériques. Cette période, tout en se confondant en partie avec la précédente, a le mérite de réunir et d'englober tous les travaux récents qui ont paru sur la question. Cette période commence réellement en 1881, avec le mémoire de M. Lancereaux sur les paralysies toxiques.

Dès son premier travail de 1864, Lancereaux se préoccupe des lésions produisant les symptômes observés. Il admet une induration de la moelle ainsi que des lésions des nerfs périphériques; mais, dans ses leçons de 1881, il se prononce nettement en faveur des névrites périphériques.

M. Leudet, dans une note manuscrite adressée à Lancereaux dès 1874, rapporte qu'il a dans un cas constaté l'hypertrophie du névrilemme et l'altération du nerf cubital chez un individu alcoolisé qui, atteint d'une paralysie de ce tronc nerveux, succombe tout à coup sous l'influence d'une maladie intercurrente; il ajoute qu'il a vu au moins six cas du même genre qui ont guéri.

Les opinions de M. Lancereaux sont rapportées à nouveau dans la remarquable thèse d'Œttinger (1), où la question des névrites périphériques est reprise et appuyée sur des faits nouveaux. Pour cet auteur, les lésions anatomiques qui caractérisent la paralysie alcoolique dans ses diverses formes, sont des lésions dégénératives des nerfs périphériques (névrites parenchymateuses) *respectant la moelle et les racines médullaires*. Ces lésions plus ou moins généralisées, suivant les formes cliniques, font des paralysies alcooliques une des variétés des névrites multiples.

(1) Œttinger, *Étude sur le paral. alc.* (Th. Paris, 1885).

Gombault (1) étudie les lésions de la névrite alcoolique au début. Il montre qu'ici, comme dans la névrite saturnine, il existe une phase préwallérienne caractérisée par la multiplication des noyaux et l'émulsion de la gaine de myéline, avec conservation du cylindre-axe. Cette phase préwallérienne, en raison de l'intensité du processus, aboutit rapidement, sur le plus grand nombre de fibres, à la destruction du cylindre-axe.

Oppenheim (2) rapporte une autopsie le paralysie alcoolique dans laquelle il relève une lésion limitée de la moelle lombaire caractérisée par l'atrophie de la corne antérieure droite, la dégénérescence des racines antérieures et postérieures, et une sclérose peu avancée des cordons postérieurs.

Pitres et Vaillard (3) étudient les névrites toxiques au point de vue expérimental et recherchent l'influence qu'exercent des solutions plus ou moins diluées d'alcc sur les nerfs vivants. Ils font remarquer que les alcools de mauvaise qualité, amylique, propylique, allylique, sont ceux qui produisent les altérations les plus rapides et les plus graves.

M. Déjerine (4) étudie la névrite alcoolique et constate que les lésions nerveuses sont d'autant plus marquées qu'on se rapproche de la périphérie ; il a observé deux cas de névrite du pneumogastrique dont un confirmé par l'autopsie.

Citons encore la remarquable thèse de Mme Déjerine-Klumpke (5) sur les polynévrites, qui, tout en se plaçant à un point de vue plus général, s'occupe en plus d'un endroit de la névrite alcoolique.

(1) Gombault, *Sur les lésions de la névrite alcooliq.* (C. R., Acad. sc., 1886).

(2) Oppenheim, *Zur Pathol. der mult. Neuritis und Alcohollähmung* (*Zeitsch. f. klin. Med.*, 1886).

(3) Pitres et Vaillard, *Des névrites provoquées par le contact de l'alcool pur ou dilué sur les nerfs vivants* (Soc. biol., 1888).

(4) Déjerine, *Contrib. à l'étude de la névrite alc.* (*Arch. physiol.*, 1887).

(5) Mme Déjerine-Klumpke, *Des polynévrites en général et des paralysies et atrophies saturnines en particulier* (Th. Paris, 1889).

M. Babinski (1), résumant la question, émet des doutes sur
la nature exclusivement périphérique des lésions. Il revient
sur ce sujet au Congrès récent des aliénistes réunis à Clermont-Ferrand (2) et admet l'origine centrale de cette affection.
Cette opinion semble partagée par le rapporteur, M. Marie (3),
mais la notion de la névrite périphérique trouve en MM. Re-
nault (4) (de Lyon) et Pitres (5) de puissants défenseurs.

Déjà, l'an dernier, MM. Achard et Soupault (6), à propos
de deux cas de paralysie alcoolique à forme aiguë et généralisée, avaient rapporté des preuves de la possibilité d'une lésion des cornes antérieures de la moelle.

Tout récemment, M. Ettlinger donne, dans une revue générale, un résumé de l'état actuel de la question (7) au point
de vue surtout de l'anatomie pathologique.

En résumé, la paralysie alcoolique entrevue et esquissée
d'abord par Jackson et Magnus Hüss, est décrite de main de
maître par M. Lancereaux ; Leudet met en relief les troubles
de sensibilité de cette maladie, et Charcot contribue à en vul-
gariser la notion. Quant au chapitre de l'anatomie pathologique, il est d'abord obscur, les observations relevant des altérations variées du côté des centres, des lésions des nerfs
périphériques et des altérations de la moelle ; mais leurs examens manquent de rigueur scientifique. Ce n'est que dans
ces dernières années que l'existence des névrites périphériques est admise, et encore son autonomie est-elle actuelle-
ment battue en brèche par quelques neurologistes et non des
moindres.

(1) Babinski, Acad. sciences, 7 juin 1884, *Faisceaux neuro-musculaires*
(*Arch. méd. exp.*, 1889).
(2) *Bulletin médical*, 13 août 1894.
(3) *Bulletin médical*, 2 sept. 1894.
(4-5) *Bulletin médical*, 26 août 1894.
(6) Achard et Soupault, *Arch. de méd. exp.*, 1893.
(7) Ettlinger, *Des polynévrites* (*Gaz. hôp.*, 18 mai et 1er juin 1895).

CHAPITRE II

DESCRIPTION CLINIQUE
DES FORMES GÉNÉRALISÉES DE LA PARALYSIE
ALCOOLIQUE.

Nous n'avons pas à nous occuper de l'anatomie ni de la physiologie pathologiques de la paralysie alcoolique, non plus que des interprétations pathogéniques ; ce serait en dehors de notre cadre. Nous n'avons d'ailleurs pas de matériaux personnels à fournir à ces questions, en ce moment si controversées, comme nous venons de le faire ressortir dans notre historique.

Si la lésion essentielle de la paralysie alcoolique passe, suivant la majorité des auteurs, pour être une névrite parenchymateuse [1], avec les caractères de la dégénération wallérienne, il ne faut pas oublier que, dans des cas déjà nombreux, on a constaté, en plus de la névrite, des altérations, soit des cornes antérieures de la moelle et des noyaux gris du bulbe (Ettlinger [2], Korsakoff [3], Schäffer [4], Erbitzky [5], Achard

---

[1] On a signalé parfois, par places, les altérations de la névrite périaxile (Gombault). Les lésions interstitielles et vasculaires rapportées dans certains cas sont encore discutées. Enfin, en ce qui concerne les lésions du nerf optique, Uhthoff leur assigne, comme point de départ, le tissu interstitiel, et soutient que les fibres nerveuses ne sont prises que secondairement.

[2] *Loc. cit.*

[3] *De la paral. alc.* Moscou, 1887.

[4] *Neurol. Centralblatt*, 1889.

[5] *Neurol. Centralblatt*, 1889.

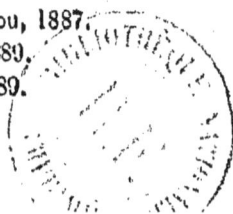

et Soupault) (1), soit des cordons postérieurs (Pal) (2) ; et que
même Vierordt (3) a pu voir une fois des altérations des racines postérieures de la moelle et une sclérose des cordons
de Goll, *avec intégrité des nerfs,* chez un sujet qui avait
présenté tous les caractères cliniques de la paralysie alcoolique.

Nous n'avons pas davantage à nous appesantir sur la pa-
thologie expérimentale. D'ailleurs, les intéressantes recherches de Combemale (4) n'ont pas encore donné leurs résultats
complets, puisqu'à notre connaissance les examens histologi-
ques n'ont pas été publiés.

Entrons donc tout de suite dans le vif de notre étude.

(1) *Arch. de méd. exp.,* 1893.
(2) *Ueber multiple Neuritis.* Vienne, 1891.
(3) *Dégén. du cordon de Goll chez un alcoolique,* 1891.
(4) *Bull. méd. Nord,* 1892.

CHAPITRE III

ÉTIOLOGIE

L'étude étiologique de la paralysie alcoolique présente un extrême intérêt : Deux points particuliers ost été relevés par les auteurs qui ont traité la matière. Tout d'abord, la prédominance du sexe féminin chez les malades frappés par la paralysie alcoolique. Œttinger (1) pensait que cette différence dans les sexes (déjà constatée lorsqu'il écrivait sa remarquable thèse inaugurale) n'était qu'une affaire de série et tenait « au genre de vie spécial, variable dans chaque climat et dans chaque pays. »

À l'appui de cette allégation, il invoquait la statistique allemande, accusant une proportion plus forte en faveur des hommes. Mais, depuis dix années, un très grand nombre de documents nouveaux ont paru, qui semblent confirmer le fait d'une proportion beaucoup plus forte des cas survenus chez les femmes.

La cause en est-elle, comme le dit Vassal (2), une susceptibilité plus grande, une résistance moindre du système nerveux ? Ces malades ne seraient-elles point prédisposés aux accidents paralytiques par un état névropathique antérieur ? Achard et Soupault invoquent l'influence de la prédisposition individuelle du terrain. Vassal aurait plus de tendance à incriminer la prédilection marquée du sexe féminin pour les li-

(1) *Loco citato.*
(2) *Loco citato.*

queurs à essence, plus agréables à boire, plus douces au goût que les spiritueux tels que le rhum et l'eau-de-vie (Vassal, Carpentier).

Cette remarque soulève le deuxième problème étiologique dont nous avons parlé, l'influence de la nature des divers agents alcooliques qui peuvent être mis en cause.

Les liquides alcooliques ont en effet des compositions très différentes : l'alcool, qui en fait la base, est de qualité très diverse suivant sa formule chimique (Rabuteau, Audigé et Dujardin-Baumetz) (1); il peut, en outre, varier de toxicité suivant l'agent qui a déterminé la fermentation (Pasteur); enfin, dans les liqueurs, on ajoute à l'alcool des essences de toute sorte et même les produits chimiques les plus disparates, furfurol, pyridine, etc. (Magnan et Laborde (2), Raoult (3), Cadéac et Meunier (4), A. Voisin et Viron (5), etc.).

Toutes ces substances ont certainement un rôle, d'ailleurs encore mal spécifié, dans la production des lésions que provoque l'ingestion de l'alcool (Joffroy) (6).

Mais en regard de cette multiplicité de facteurs toxiques, on a un tableau symptomatique qui, pour ne pas être univoque, n'en présente pas moins, dans les divers cas particuliers de grandes analogies, à tel point que l'on s'est demandé si c'était bien directement qu'agissaient les poisons alcooliques ou s'ils ne provoquaient pas une intoxication secondaire

---

(1) Audigé et Dujardin-Beaumetz, *Recherches expériment. sur les alcools*, 1878.

(2) Magnan et Laborde, *De la toxicité des alcools dits supérieurs et des bouquets artificiels* (Soc. de méd. prat., 1887).

(3) *Progrès médical*, 1889.

(4) Cadéac et Meunier, C. R. *Acad. méd.* et C. R. *Soc. biol.*, 1889.

(5) Voisin, *Assoc. française pour l'avancement des sciences* (Congrès de Paris, 1889).

(6) Joffroy, *Leçon clinique faite à l'asile Sainte-Anne*, in *Gaz. hôp.*, 26 février 1895.

par suite de la formation de produits anormaux, d'origine interne (Achard et Soupault, Korsakoff).

Ce dernier auteur désigne même à cet égard la neurine résultant de la décomposition de la lecithine.

Quoi qu'il en soit, au point de vue clinique, bornons-nous à mettre en relief les points suivants :

Les essences jouent sans contredit le rôle prépondérant dans la production des accidents paralytiques de l'alcoolisme (Wilk, Lancereaux, Carpentier, Vassal, etc.). Le vin, l'alcool, sous forme d'eau-de-vie ou de rhum, ne les engendrent pas, bien que pouvant conduire à toutes les autres manifestations de l'alcoolisme et à un affaiblissement plus ou moins marqué du système nerveux.

Vassal fait observer que les sommeliers et camionneurs de l'entrepôt, dont quelques-uns boivent quotidiennement jusqu'à huit et dix litres de vin, restent toujours indemnes de cette complication.

Les alcools de mauvaise qualité peuvent entrer en sérieuse ligne de compte (Œttinger), et dans les cas bien connus, rapportés par Lancereaux, de personnes atteintes de paralysie alcoolique par absorption des vapeurs émanant de magasins de vernis, l'alcool de bois (amylique) est signalé.

Une remarque est à noter, au point de vue de la difficulté que présente souvent l'interrogatoire des malades atteints de paralysie alcoolique. Œttinger fait observer que les femmes n'avouent pas volontiers les excès alcooliques ; très souvent leur entourage oppose à l'enquête les mêmes assertions intéressées. Mais, s'il est des cas dans lesquels la bonne foi est évidente, il ne s'ensuit pas que le diagnostic doive être fatalement rejeté. Charcot, en effet, n'a-t-il pas dit que les femmes alcooliques paraissent ignorer et ignorent peut-être, jusqu'à un certain point, leurs excès. Dans ces derniers temps, on a beaucoup insisté sur l'amnésie de la psychose polynévritique

que nous verrons venir compliquer fréquemment les paralysies alcooliques ; c'est un élément duquel il faut se souvenir
pendant l'anamnèse. Enfin il est des cas où l'enquête la plus
sévère démontre une tempérance absolue et où cependant le
diagnostic est justifié : témoins les malades cités par Lancereaux qui devaient leur paralysie aux émanations des bouti-
ques de marchands de vernis.

Un bon nombre d'observations de polynévrite sans cause
connue, relatées dans ces dernières années, sont bien proba-
blement, comme le pense Œttinger, des polynévrites alcooliques dont l'étiologie a pu être établie.

CHAPITRE IV

SYMPTOMATOLOGIE

Nous allons présentement étudier analytiquement les divers symptômes de la paralysie alcoolique, en laissant pour le paragraphe suivant leur groupement en vues d'ensemble représentant les quelques types pathologiques dont nous avons à nous occuper.

La polynévrite alcoolique est une névrite mixte, c'est-à-dire présentant des troubles sensitifs et des troubles moteurs. Ces troubles sont généralement bilatéraux, symétriques (Lancereaux (1). Signalons d'abord l'importance des troubles sensitifs. Babinski (2) fait remarquer que les troubles moteurs n'existent à l'état pur, isolé, que très exceptionnellement, si même le fait se produit. MM. Grasset et Rauzier (3) écrivent que la névrite alcoolique se caractérise par des troubles sensitifs et psychiques.

Nous avons à considérer les phénomènes douloureux et l'anesthésie. Notons que les membres inférieurs sont assez généralement le plus atteints.

Au début, les phénomènes douloureux consistent surtout en des fourmillements des membres, en sensations anormales de chaleur ou de froid, souvent pénibles. Puis (parfois en

(1) *Loc. cit.*
(2) *Traité de méd.*, de Charcot et Bouchard, t. VI, article *Névrites.*
(3) Grasset et Rauzier, *Traité pratique des maladies du système nerveux*, 1894, t. II, p. 100.

même temps) surviennent de vraies douleurs, de continuité et d'intensité variables, à caractère fulgurant, lancinant ou térébrant, consistant parfois en sensations de torsion, de brûlure, de crampes ; survenant spontanément ou à l'occasion d'un mouvement, d'une pression. La compression des masses musculaires et des troncs nerveux est souvent très douloureuse. La douleur peut empêcher le repos et l'alimentation et devenir ainsi une cause directe d'affaiblissement.

Les crises sont d'ailleurs plutôt nocturnes. Le siège paraît être plutôt dans les parties molles que dans les articulations (Grasset et Rauzier, *loc. cit.*).

Les douleurs en ceinture ne sont pas rares. Les alcooliques en imminence de paralysie présentent volontiers des crises de douleurs fulgurantes et des coliques (Boisvert).

On note également au début une hyperesthésie superficielle et profonde ; puis survient l'anesthésie, d'intensité et d'étendue variable, sous forme de plaques ou suivant le trajet d'un nerf, parfois remplacée par un simple retard de la sensibilité (Charcot).

C'est à l'anesthésie plantaire qu'il faut rapporter les oscillations que présentent les malades qui se tiennent debout les yeux fermés, leur incertitude de la marche et leur situation.

Bien qu'occupant le second plan, les phénomènes moteurs existent presque constamment. Au début, on note du tremblement, surtout aux extrémités supérieures ; puis s'annoncent les phénomènes paralytiques qui affectent de préférence les membres inférieurs, contrairement à l'opinion de Hüss, et qui sont habituellement précédés de crises douloureuses, ainsi que d'une période plus ou moins longue de lassitude, d'inhabileté des mouvements des groupes musculaires menacés. Ces phénomènes (tremblement, maladresse) sont sujets à des oscillations sans régularité ; toutefois, ils sont souvent plus marqués le matin, au réveil; ils augmentent parfois au cours d'affections fébriles intercurrentes.

La paralysie frappe en premier lieu, le triceps crural (parfois même le droit antérieur isolément), puis les extenseurs des orteils, les péroniers et les muscles du mollet; rarement les adducteurs et abducteurs. Le jambier antérieur résiste assez longtemps (Œttinger).

Un grand nombre d'auteurs donnent comme très fréquent le début par les extenseurs des orteils (extenseur propre du gros orteil, puis extenseur commun); puis péroniers, muscles du pied et autres muscles des membres inférieurs, le triceps crural étant particulièrement atteint.

C'est à cette prédilection pour les extenseurs du pied que sont dues les attitudes des membres inférieurs si caractéristiques dans l'affection qui nous occupe.

Dans la position horizontale, le pied se trouve en extension et forme avec la jambe, au lieu d'un angle droit comme à l'état normal, un angle obtus; son bord externe est abaissé, les phalanges des orteils sont fléchies les unes sur les autres et sur le métatarse. Assis, le malade a les jambes flasques et ballantes; le pied pend (*foot-drop* des Anglais), la pointe dirigée en bas, les orteils fléchis et l'ongle du gros orteil tourné vers le sol.

Quand la marche est encore possible, elle présente souvent un aspect caractéristique, ainsi dépeint par le professeur Charcot sous le nom de démarche de stepper: « Le malade, une fois parti, se tient renversé en arrière, lève la cuisse plus fort et plus haut qu'il ne faudrait, et son pied retombe sur le sol par la pointe en produisant un double bruit dû à ce que celle-ci d'abord, le talon ensuite, frappent le sol (1). » C'est la démarche de stepper. Il arrive souvent que les sujets frappent le sol avec la face dorsale des orteils (Grasset et Rauzier).

(1) Charcot, Leçon clin. faite à la Salp. (*Bull. méd.*, déc. 1892).

La démarche claudicante de Marey se voit aussi dans la paralysie alcoolique, lorsqu'il existe une hyperesthésie notable du pied (1) ; dans certains cas également on a signalé la démarche ataxique ou plus justement ataxiforme (Babinski), mais c'est le steppage qui est de beaucoup la plus fréquente et la plus caractéristique.

Debout, mais sans marcher, les malades manquent de stabilité, remuent sans cesse pour reposer leurs extenseurs, faibles et devenus impotents (Charcot).

Les phénomènes paralytiques peuvent attaquer d'autres groupes musculaires encore. Souvent la paralysie après les membres inférieurs prend les muscles du tronc (dos surtout) et ceux des membres supérieurs, parfois même c'est par les membres supérieurs qu'elle débute. Le territoire du radial est surtout frappé, souvent complètement; si quelques muscles échappent, ce ne sont pas de préférence le long supinateur ni l'anconé. Il peut y avoir tumeur dorsale du métacarpe. Les fléchisseurs sont pris après les extenseurs, puis le triceps ; les muscles de l'épaule et de la région antérieure du bras résistent mieux et les mouvements d'abduction, et d'adduction et d'élévation sont assez longtemps conservés (Œttinger). La paralysie alcoolique est toujours flaccide ; s'il y a de la raideur, elle provient des rétractions. Les muscles de la face et du cou sont rarement frappés; l'intégrité de ces derniers a même une certaine importance diagnostique. Quant aux muscles de l'œil, contrairement aux assertions d'Œttinger, ils peuvent être pris. Le diaphragme a été plusieurs fois atteint.

L'amyotrophie existe généralement ; elle est souvent très marquée et contribue pour une part à la formation des rétractions fibro-tendineuses.

(1) Charcot, Leçon clin. faite à la Salp. (*Bull. méd.*, déc. 1892).

La réaction de dégénérescence est, d'après Brissaud, moins prononcée dans la névrite alcoolique que dans les autres ; les muscles qui la présentent surtout sont en premier lieu l'extenseur propre du gros orteil, puis l'extenseur commun, le triceps crural, le soléaire et gastrocrémiens, les péroniers ; le jambier antérieur restant longtemps respecté.

Les troubles des réservoirs ne sont signalés que dans les périodes très avancées de la maladie, leur intégrité est la règle, du moins dans la majorité des cas.

L'incoordination motrice *vraie* ne paraît appartenir que d'une façon très exceptionnelle à la polynévrite alcoolique. La démarche ataxiforme, souvent constatée en ces cas, présente en effet, d'après la très sérieuse discussion de M. Babinski dans le *Traité de médecine*, des différences réelles avec la démarche ataxique légitime.

Les réflexes tendineux sont généralement abolis, les réflexes cutanés sont au contraire conservés et même exaltés.

Les troubles trophiques sont très fréquents, la vaso-motricité est atteinte, il y a très généralement de l'œdème des membres inférieurs ; on a signalé le glossy-skin, l'altération des ongles, la rougeur et l'empâtement des régions paralysées, surtout lorsque le membre est resté quelque temps dans la position verticale (Brissaud) ; des sueurs abondantes à la plante du pied ou à la paume de la main, quelquefois du purpura et une inflammation chronique des synoviales tendineuses contribuant aussi à provoquer des rétractions et des déformations définitives (Grasset et Rauzier).

Les troubles de la vue, d'une importance capitale au point de vue séméiologique, sont bilatéraux, symétriques et consistent en une amblyopie progressive avec scotome central elliptique à grand axe horizontal. Le vert et le rouge disparaissent d'abord. Il y a une diminution de l'acuité visuelle, et enfin constitution d'une névrite optique avec décoloration blanchâ-

tre des parties temporales de la pupille. Le réflexe pupillaire
est souvent paresseux; quant au signe d'Argyll Robertson,
contesté par la majorité des auteurs, son existence dans la
polynévrite alcoolique est affirmée par Eperon (1). MM. Grasset et Rauzier semblent l'admettre (2). On a signalé parfois la
paralysie du moteur oculaire externe, le ptosis, une ophtal-
moplégie externe.

Enfin les troubles intellectuels sont de règle presque absolue. La psychose polynévritique (3), dont l'existence à titre
d'entité est vivement discutée, se montre avec son maximum
de fréquence dans la polynévrite due à l'alcool. Son caractère
principal est l'existence d'une amnésie portant presque exclusivement sur les faits récents. Il peut y avoir, en outre, du
délire, de l'affaiblissement intellectuel.

Mentionnons encore les accès épileptiformes que l'on a ren-
contrés parfois.

(1) Eperon, *Sur quelques symptômes tabétiformes de l'amblyopie toxique* (*Rev.
méd.*, Suisse romande, 1890). Cf. critique de ce travail *in* Babinski (*Tr.
med.*, VI).

(2) *Loc. cit.*

(3) Au sujet de la critique de l'existence de la psychose polynévritique, voir
Rapport de Marie au Congrès des aliénistes à Clermont-Ferrand (*loc. cit.*).

CHAPITRE V

ÉVOLUTION ET FORMES. — COMPLICATIONS. PRONOSTIC.

Maintenant que nous sommes en possession de nos éléments symptomatiques, voyons comment ils se combinent pour donner lieu aux divers aspects cliniques sous lesquels se présente la paralysie alcoolique.

Comme le remarque très judicieusement Œttinger, « il ne faut pas croire que toutes les observations soient entièrement semblables et qu'il suffise d'en connaître une pour connaître toutes les autres ; elles offrent dans leur ensemble une homogénéité beaucoup moins accusée que dans la paralysie saturnine, par exemple. Cette variété dans leur mode symptomatique nous semble tenir à deux causes principales :

» 1° L'évolution généralisée ou localisée de la paralysie ;

» 2° L'apparition de symptômes accessoires pouvant venir compliquer les accidents principaux. » (Œttinger, loco citato.)

Nous y ajouterions de plus, pour notre part, la diversité des agents toxiques englobés sous le nom général de boissons alcooliques.

Une première division s'impose : formes localisées et formes généralisées. Des premières nous n'avons pas à nous occuper, rappelons seulement qu'à côté du type ordinaire, constitué par la paralysie plus ou moins complète des membres inférieurs, se trouvent une quantité de types plus ou moins anormaux, comprenant les formes atténuées décrites par Boisvert.

Pour ce qui concerne les secondes, les différences sont bien plus prononcées encore. A côté d'un malade qui, en quelques semaines, succombe dans le *decubitus acutus*, avec tout l'appareil d'une myélite aiguë, avec les signes d'infection les plus accusés, se placent d'autres cas à allure torpide, sans le moindre symptôme général, à évolution très lente, ne donnant pas de crainte au point de vue de l'existence et marchant spontanément vers la guérison.

Tous les intermédiaires sont, bien entendu, possibles; et c'est même sous les types moyens que se présentent la plupart des observations de paralysie alcoolique généralisée que l'on a relatées jusqu'ici.

A l'exemple de Vassal, nous croyons que l'on peut, avec avantage, classer en trois groupes les cas de paralysie alcoolique généralisée, suivant leur marche aiguë, subaiguë ou chronique.

Les diversités de l'aspect clinique, l'évolution spéciale à chacun de ces groupes, le pronostic très différent, suivant que les cas rentrent dans l'une ou dans l'autre de ces trois catégories, légitiment amplement cette manière de faire.

La paralysie alcoolique généralisée à forme aiguë débute après les prodromes habituels (pituites, crampes, fourmillements, hyperalgésie, cauchemars, etc.), par un affaiblissement rapidement progressif des membres inférieurs. En quelques jours (parfois en moins d'un septénaire, dit Laffite (1), la paralysie peut devenir complète; un peu plus tard ou même simultanément les membres supérieurs se prennent à leur tour d'une façon symétrique à un degré moindre toutefois que les

(1) *Loc. cit.*

membres inférieurs. Les sphincters se paralysent vers la fin.

Très rapidement surviennent l'atrophie musculaire des groupes paralysés, des troubles vaso-moteurs (œdèmes, purpura), des troubles trophiques (érythème, pellagroïde, zona, pemphigus, eschares), la suppression de la contractilité galvanique et faradique des muscles atteints, l'abolition des réflexes tendineux.

Contrairement à l'opinion d'un certain nombre d'auteurs, la participation des nerfs crâniens (moteur oculaire, nerf optique, pneumogastrique surtout) paraît assez fréquente dans cette forme (Vassal) (1).

Un des caractères essentiels de ce type clinique est de présenter un cortège de symptômes généraux graves.

Les troubles cérébraux sont très accusés; la nuit, ce sont des hallucinations, des cauchemars, une extrême excitation; dans le jour, plutôt un état de prostration et de stupeur.

On a noté, surtout vers la fin, une élévation très notable de la température (Vassal).

Cette forme aboutit presque toujours à la mort; son évolution très rapide peut durer de six semaines à trois mois (trois semaines dans le cas de Broabdent).

La mort survient soit à la suite d'eschares, soit par paralysie du phrénique et surtout du pneumogastrique, soit à cause de la dépression générale résultant de l'action du toxique sur les centres nerveux (Babinski); ou bien enfin c'est une maladie intercurrente, une complication, la tuberculose aiguë en particulier, qui vient terminer la scène.

La forme subaiguë s'installe insidieusement; pendant plusieurs mois le patient n'éprouve guère que de la faiblesse des jambes. Les prodromes habituels n'ont, bien entendu, pas

---

(1) *Loc. cit.*

fait défaut; ils n'ont rien présenté de particulier. La fatigue des membres inférieurs se prononce, le malade se lasse vite, il trébuche ; puis les membres supérieurs se prennent à leur tour. Les troubles sensitifs sont les mêmes que dans la forme aiguë, mais à un degré beaucoup plus faible. Les troubles des réservoirs n'existent que très exceptionnellement. Parfois la paralysie reste au stade parétique (cas de Hüss, un cas de Vassal); mais généralement elle reproduit le tableau atténué des troubles moteurs que nous avons décrit dans la forme précédente ;. elle s'installe beaucoup plus lentement, sans tout l'appareil formidable des symptômes généraux que nous avons signalés, et n'a qu'une gravité infiniment moindre.

Cependant, bien qu'exceptionnellement, les nerfs crâniens peuvent être pris, on a vu la mort survenir par le fait de l'accélération du pouls, qui bat jusqu'à 140 fois par minute en même temps que la température s'élève quelque peu (Thiroloix et Dupasquier) (1). La névrite du pneumogastrique a été constatée par M. Déjerine (2).

Cette période de « paralysie progressive » (Vassal) peut durer six à huit mois (3), puis lui fait suite une période d'état stationnaire d'une durée indéterminée, généralement moins longue pourtant que la précédente.

Enfin, la maladie rétrocède plus ou moins rapidement. Elle peut aboutir à une guérison absolue dans certains cas, mais assez souvent la guérison obtenue, après des mois et des années, n'est pas absolument complète. Parfois la période d'état stationnaire de cette forme subaiguë a pu durer très long-

(1) Thiroloix et Dupasquier, *Marche et curabilité des paralysies alcooliques* (*Gaz. hebd. de méd. et de chir.*, 1893).

(2) *Loc. cit.*

(3) M. Marie (Rapp. au congrès de Clermont-Ferrand, 1894) dit que la période d'augmentation dure en général de trois à six semaines. Ces chiffres semblent beaucoup trop faibles pour l'affection que nous étudions en particulier ici.

temps ; mais généralement alors il ne s'agissait que de paralysies localisées aux membres inférieurs (Vassal).

Souvent, au cours de la période de paralysie progressive, le processus se ralentit, et l'évolution devient celle de la troisième forme, du type chronique.

Ce type chronique peut également se présenter d'emblée, sans période initiale d'allure subaiguë, mais cette marche est rare dans la paralysie alcoolique généralisée.

Dans cette forme chronique, l'évolution est des plus lentes, la période prodromique, généralement très longue, est suivie d'une invasion lentement progressive des groupes musculaires (d'élection), par des phénomènes parétiques n'aboutissant pas le plus souvent à l'impotence complète. Les territoires sont envahis dans l'ordre que nous avons signalé lors de l'étude des symptômes, les membres inférieurs étant généralement plus pris que les supérieurs, les sphincters conservent leur intégrité, les nerfs crâniens sont respectés.

Bien que peu menaçante pour l'existence, cette forme n'en comporte pas moins un pronostic d'une certaine gravité, à cause de son extrême lenteur, et de son peu de tendance à la guérison complète. Une fois installée dans ces conditions, dit Vassal, l'affection ne rétrocède jamais complètement et laisse une impotence fonctionnelle durable. Dans ces cas, se produiront de préférence les rétractions tendineuses, là prendront naissance de véritables infirmités très difficilement curables.

Nous voilà donc en possession de trois modalités cliniques bien distinctes de la paralysie alcoolique généralisée. La première revêt tout l'appareil d'une maladie infectieuse aiguë, et, comme le fait observer Vassal, il est à présumer que les infections surajoutées modifient quelque peu la physionomie qui lui serait sans cela particulière.

Elle tue presque toujours rapidement, soit par elle-même,

soit par les infections surajoutées, soit par les complications qu'elle engendre et parmi lesquelles la tuberculose aiguë tient la première place. Elle serait, écrivent MM. Thiroloix et Dupasquier (1), en rapport avec une intoxication rapide ; et, parmi ses caractères principaux, il faudrait noter l'apparition prompte des déformations, l'intensité des troubles sensitifs et vaso-moteurs ; elle ne se rencontrerait que chez les jeunes femmes de dix-sept à vingt-cinq ans *(ibid)*.

La seconde, de beaucoup la plus fréquente, représente davantage le type classique des polynévrites mixtes ; elle tend spontanément à la guérison ; mais, bien qu'à un degré beaucoup moindre que la précédente, est encore redoutable pour l'existence, tant à cause des quelques chances de propagation aux nerfs crâniens, qu'eu égard aux complications qui se produisent encore avec une certaine fréquence (tuberculose, cirrhose hépatique, etc.). Remarquons à ce propos que la tuberculose présente une allure toute spéciale chez l'alcoolique. Elle commence souvent par le sommet droit en arrière, puis envahit l'autre sommet ; elle évolue rapidement (Lancereaux). Dreschfeld (2) a signalé un cas de paralysie alcoolique terminée par une tuberculose vésico-rénale. La cirrhose hépatique est une complication beaucoup moins souvent constatée ; comme l'a fait observer M. Lancereaux, l'hépatite de Laënnec se montre surtout chez les buveurs de vin, tandis que la névrite apparaît de préférence chez les buveurs de liquides contenant des essences. Quant au délirium tremens, signalé par divers auteurs, et en particulier par M. Laffitte, c'est également une complication fort rare ; il semble que ce soit une manifestation presque exclusivement masculine de l'alcoolisme, tandis que la paralysie frappe surtout les femmes.

(1) *Loc. cit.*
(2) Brain (1884).

La troisième forme, la forme chronique, rare d'ailleurs dans la paralysie généralisée, est nettement caractérisée par son allure torpide. Elle ne compromet pas la vie par elle-même, et les complications graves sont, en ces cas, relativement rares. Mais si, au point de vue de l'existence, le pronostic est bénin, il n'en est pas de même au point de vue fonctionnel. C'est de ce type que relèvent la plupart des infirmités durarables, parfois permanentes, qui sont le reliquat de paralysies alcooliques.

Nous devons signaler encore, à propos du pronostic, la fâcheuse tendance aux récidives, des accidents paralytiques de l'alcoolisme. La cause en est trop souvent un retour aux habitudes d'intempérance, et le « Qui a bu boira » ne s'applique guère moins aux alcooliques frappés par la polynévrite qu'aux autres buveurs plus heureux ou moins vigoureusement châtiés.

On a remarqué, de plus, le rôle important que semblait jouer la polynévrite alcoolique à titre de révélateur d'une hystérie latente jusque-là. Le fait n'a rien d'ailleurs d'anormal, et s'explique de lui-même.

En dehors des considérations pronostiques générales que nous venons de formuler, il reste à mettre en relief la valeur relative des divers éléments du pronostic.

Nous conclurons tout d'abord qu'il faut, en général, garder une certaine réserve, même dans les cas où la marche d'une paralysie subaiguë semble permettre le plus d'espoir : la possibilité de propagation aux nerfs crâniens, si peu probable qu'elle soit, est une éventualité redoutable qu'il ne faut jamais perdre de vue.

La localisation est donc un élément pronostic de la plus haute importance dans certains cas. La tendance aux récidives, la possibilité, toujours ouverte de complications, doivent aussi faire toujours conseiller de formuler prudemment son opinion.

L'existence d'une psychopathie, la constatation d'un mauvais
état général antérieur, l'apparition de troubles vésicaux et
rectaux constituent, dit M. Babinski, une aggravation du
pronostic.

« Il est évident, écrit le même auteur, que, toutes choses
égales d'ailleurs, la gravité de la polynévrite est en raison
directe du nombre des nerfs atteints, de la hauteur à laquelle
s'étendent les lésions de chaque nerf, si l'on remonte de la
périphérie aux centres, et de l'intensité, c'est-à-dire de la
nature plus ou moins destructive de ces altérations. »

Toutes choses qu'une analyse minutieuse et des explora-
tions bien conduites permettront généralement d'apprécier.

Un dernier point à traiter. Est-il possible, dans une certaine mesure et en tenant compte de toutes les réserves que
nous venons d'énumérer, d'évaluer quelle doit être la marche
d'une paralysie alcoolique ? Il semble, selon MM. Thiroloix
et Dupasquier, qu'il y ait un rapport entre le temps que met-
tent à apparaître les signes paralytiques et la durée des paralysies ; en d'autres termes, la paralysie persiste d'autant plus
longtemps qu'elle s'est installée plus lentement.

Quand la guérison se produit, est-il dit dans le même article, il semble, en examinant la succession des symptômes,
que les signes qui sont apparus les premiers persistent aussi
le plus longtemps : ainsi les sensations pénibles de constric-
tion et d'étau aboutissent aux fourmillements qui avaient pré-
cédé ces symptômes douloureux.

Dans les formes généralisées, c'est aux membres supérieurs,
pris secondairement, que l'amélioration se fait d'abord sentir.
Quand il y a amendement, les troubles moteurs et sensitifs
marchent de pair ; la disparition des vives douleurs coïncide
pour le malade avec la possibilité de faire de nouveau quelques mouvements, les déformations et les troubles trophiques
s'atténuent simultanément. La guérison des membres infé-

rieurs succède à celle des membres supérieurs, il suffit que l'amélioration débute par un point pour que l'on puisse considérer la partie comme gagnée (*ibid*).

Cette assertion nous paraît exprimée sous une forme trop absolue : les retours offensifs ne sont point une impossibilité et ont été quelquefois signalés.

Mais la connaissance d'améliorations très lentes et très tardives n'en doit pas moins rester toujours à la mémoire pour éviter de charger outre mesure le pronostic à lointaine échéance.

CHAPITRE VI

DIAGNOSTIC

D'après ce que nous venons de dire des formes de la paralysie alcoolique généralisée, il est évident que la question du diagnostic est complexe. Le type aigu n'aura pas à être distingué des mêmes affections que le type chronique, ni que le type subaigu. Envisageons ces divers cas.

La paralysie alcoolique aiguë ressemble à la polynévrite infectieuse généralisée aiguë de Mme Déjerine-Klumpke d'une façon tellement précise, que Vassal se demande si, dans les cas de polynévrite alcoolique aiguë, il ne s'agit pas en réalité d'une infection greffée sur le terrain alcoolique. Les commémoratifs, les prodromes lui paraissent les seuls facteurs du diagnostic. La maladie de Landry présente également de très grandes analogies avec la maladie qui nous occupe; on sait, d'ailleurs, que la plupart des auteurs tendent à en faire une polynévrite. L'évolution très rapide de la paralysie ascendante aiguë, l'absence de douleurs, la généralisation plus complète de la paralysie, l'absence d'atrophie musculaire, peut être due à la trop grande rapidité d'évolution qui ne lui permet pas de se produire (Laffitte). L'absence généralement constatée de troubles de la contractibilité électrique servira à poser les bases du diagnostic différentiel.

Vassal fait encore l'étude des différences que présentent notre affection et la méningite cérébro-spinale aiguë. Un signe de premier ordre permet de distinguer aisément les deux affections, c'est l'existence des contractures qui manquent absolument dans la polynévrite alcoolique.

Telles sont les maladies avec lesquelles on pourrait confondre la forme aiguë de la paralysie alcoolique généralisée. Mais les formes subaiguës et chroniques doivent être opposées à un nombre beaucoup plus considérable d'affections diverses, et certaines présentent des difficultés de diagnostic réellement ardues.

Remarquons tout d'abord que la limite qui sépare la forme aiguë de la forme subaiguë n'est pas, comme toujours en pareille occurrence, très nettement tranchée : il est des cas qui sont sur la frontière de l'une et de l'autre forme.

C'est plus spécialement en regard de ces cas que l'on peut placer la poliomyélite antérieure subaiguë. Cette dernière a une évolution beaucoup plus régulière que la polynévrite, elle ne présente, comme celle-ci, ni récidives, ni rechutes, ni alternatives répétées de mieux et de plus mal. De même les diverses manifestations de la poliomyélite marchent de pair, sont proportionnelles entre elles (Rosenberg), tandis que, dans la névrite, l'irrégularité est plus grande : la contractilité électrique, par exemple, peut avoir complètement disparu, tandis que la contractilité volontaire subsiste, et, de deux muscles inégalement atteints, c'est parfois le plus lourdement frappé qui recouvrera le premier ses fonctions normales. Dans la poliomyélite, il n'y a guère de douleurs bien vives, et les troubles objectifs de la sensibilité n'existent pas; l'intelligence, en règle, reste normale.

Les paralysies liées à une lésion de la moelle doivent être distinguées, suivant qu'elles ont ou non le caractère spasmodique. Celles qui présentent ce caractère se différencient par là même de la névrite alcoolique; quant aux paralysies flasques, qui, pour être comparables aux paralysies alcooliques généralisées, doivent relever d'une lésion siégeant dans la moelle cervicale, l'anesthésie marquée, les troubles de la vessie, du rectum, ainsi que les troubles sexuels très prononcés ; la fréquence, l'étendue et la gravité des eschares de la région fessière et du talon, permettront d'habitude de les séparer assez nettement de la polynévrite alcoolique.

La sclérose multiloculaire et la sclérose latérale amyotrophique ne seront parfois difficiles à reconnaître que dans leurs cas frustes (Babinski). Sous leur forme ordinaire, le diagnostic est des plus faciles. Nous rappellerons que Wilks avait décrit des paralysies alcooliques à forme de sclérose latérale amyotrophique, et insistait sur leur curabilité ; c'est, à notre sens, dans les deux hypothèses, une erreur de diagnostic.

Quant aux tabes et aux pseudo-tabes, nous abordons là des questions souvent discutées.

Certains cas de polynévrite alcoolique peuvent avoir simulé jusqu'à un certain point l'ataxie locomotrice à marche rapide ; et si aucun symptôme pris en particulier ne peut servir, d'une manière absolue, à établir d'une façon pathognomonique l'identité de l'une ou de l'autre de ces affections, l'étude de tous les signes fournira d'ordinaire une somme de présomptions suffisantes pour étayer un diagnostic sérieux, suivant que leur fréquence ou leur rareté relatives seront plus ou moins grandes dans l'un ou l'autre de ces cas.

MM. Grasset et Rauzier ont donné une excellente étude de ce diagnostic (1), et, dans un tableau comparatif des plus complets, M. Babinski (2) passe en revue tous les signes qui peuvent servir d'éléments au diagnostic. Nous ne reproduirons pas le résumé de ce tableau, auquel nous renvoyons pour le détail du diagnostic différentiel ; nous nous bornerons

(1) Grasset et Rauzier, *Traité des mal. du syst. nerv.*, éd. de 1894, t. II.
(2) Babinski, *Traité de médecine* de Charcot et Bouchard, t. VI, p. 806 et suiv.

à mentionner que les altérations de la vision jouent un rôle d'une importance considérable.

Ainsi, sans parler du signe d'Argyll Robertson, très contesté dans la polynévrite, l'image campimétrique d'un tabétique présente un rétrécissement périphérique avec des encoches et des dentelures ; la névrite optique de l'ataxie (décoloration nacrée de la papille) ne rétrocède qu'exceptionnellement. Ajoutons la rareté, pour l'ataxique, des troubles psychiques, ainsi que des troubles laryngés paroxystiques (crises laryngées, vertiges) ; l'absence à peu près absolue dans les formes pseudo-tabétiques de l'éthylisme, des arthropathies, des fractures spontanées, des troubles vésicaux et génitaux ; le peu de fréquence relative dans l'ataxie vraie, de l'amyotrophie et de la réaction de dégénérescence, ainsi que la perte, au moins partielle, du sens musculaire, avec conservation très longue de la force (1).

Dans le cas où le tabes s'associe à la méningo-encéphalite diffuse, le diagnostic peut être un peu plus délicat ; mais M. Falret (2) a nettement distingué l'évolution et les symptômes mentaux de la paralysie générale des aliénés et de notre affection.

En ce qui concerne la myopathie primitive, le diagnostic est aisé.

L'absence des troubles de la sensibilité, la conservation des réflexes, l'absence de la réaction de dégénérescence (Erb) et la marche fatalement progressive, permettent de reconnaître à coup sûr la myopathie.

La polymyosite aiguë n'a que des ressemblances superficielles avec la névrite éthylique, un examen minutieux ne laisse guère matière à confusion.

(1) Ch. Blocq, *Diagnostic des affections qui ont été rapprochées cliniquement du tabes* (Gaz. hôp., 22 mars 1800).

(2) Falret, *Études cliniques sur les maladies nerveuses et mentales.* Paris, 1890.

L'hystérie ne simule que rarement la paralysie alcoolique ; M. Babinski fait jouer un certain rôle diagnostique au « caractère de sincérité » bien mieux frappé, selon lui, des douleurs de la polynévrite. L'anesthésie n'entame pas l'intégrité du réflexe vaso-constricteur, comme l'ont montré MM. Hallion et Comte (1). L'intégrité des réflexes tendineux, le degré relativement faible de l'amyotrophie, l'absence de la réaction de dégénérescence (bien que ce dernier fait ait été contesté), enfin l'évolution des troubles nerveux, permettent d'arriver au diagnostic.

La paralysie périodique de Westphal se reconnaîtrait à sa marche par accès de courte durée, avec intégrité des muscles et des nerfs dans les périodes intercalaires.

Beaucoup plus délicat est parfois le diagnostic différentiel des diverses variétés de polynévrite.

M. Marie dit, en effet (*Rapport au Congrès des aliénistes à Clermont-Ferrand*, 1894) : « Ce serait une erreur de croire que l'on puisse par leurs seuls caractères objectifs, et abstraction faite des anamnestiques, distinguer les unes des autres toutes les variétés de polynévrite. »

Et MM. Achard et Soupault (2) émettent l'hypothèse que « c'est peut-être dans la voie de l'auto-intoxication secondaire qu'il faudra chercher le lien commun qui réunit les diverses intoxications sous le rapport de leurs effets sur le système nerveux. »

Dans un très grand nombre de cas cependant le diagnostic peut être tenté.

La polynévrite saturnine ne saurait, sous sa forme ordinaire, être confondue avec la paralysie alcoolique. Nous n'insisterons donc pas. Mais, dans la forme généralisée, la chose

---

(1) *Recherches sur la circulation capillaire chez l'homme à l'aide d'un nouvel appareil pléthysmographique* (*Arch. phys.*, avril 1894).

(2) *Loc. cit.*

est moins facile. Éliminons d'abord les cas les plus fréquents d'ailleurs, dans lesquels la généralisation se fait lentement, après un début classique qui donne à l'affection sa signature. Mais quand le début a été anormal, ou quand une marche d'allure aiguë envahit rapidement un très grand nombre de groupes musculaires, y compris le diaphragme, les muscles intercostaux et ceux du larynx ; s'accompagne de névrite optique, de troubles cérébraux, de convulsions épileptiformes, on peut avoir le tableau à peu près exact de la névrite alcoolique. En outre, l'intoxication peut remonter à des temps bien antérieurs, avoir été oubliée ou méconnue, ou ne s'être révélée jusqu'alors par aucun autre symptôme.

Ces cas à diagnostic presque insoluble seront évidemment très rares, tant il faut de conditions exceptionnelles réunies, mais ils existent.

L'évolution est alors d'une utilité majeure ; la névrite saturnine généralisée aiguë, en effet, tue rarement, l'alcoolique presque toujours.

Dans la névrite saturnine, la guérison, bien que lente à venir et sujette à des retours offensifs, à des récidives souvent sans cause de la maladie, s'obtient généralement complète. Toutefois, il n'en est pas toujours ainsi, et, de même que Dubreuilh, nous avons nous-même suivi pendant de longues années un cas désespérant que nous avons eu l'honneur de présenter à M. le professeur Charcot et à M. Babinski, et qui s'est terminé par la mort.

Ajoutons encore, pour être complet, que, dans certains cas de polynévrite plombique généralisée aiguë, les accidents peuvent être plus prononcés sur les groupes musculaires d'élection de l'intoxication saturnine : cette localisation pourrait donner une présomption diagnostique. De plus, la névrite saturnine est généralement beaucoup moins douloureuse que l'alcoolique.

La forme généralisée — d'ailleurs rare — de la paralysie diphtérique peut ressembler à celle de la polynévrite éthylique. On y voit aussi le steppage — ou la paraplégie complète — puis se fait l'envahissement des muscles du tronc et des membres supérieurs, l'anesthésie se comporte comme dans une névrite alcoolique : il peut se produire, bien qu'à titre exceptionnel, une amyotrophie généralisée aussi prononcée (cas de Cahn).

Mais le début des accidents paralytiques se fait par le voile du palais (signe à peu près absolu), et les muscles du cou, respectés en règle dans la paralysie alcoolique, ne jouissent pas du même privilège dans la polynévrite diphtérique.

Ajoutons, dans ce dernier cas, la rareté des rétractions fibro-tendineuses, l'absence de douleurs, de psychose, la rapidité de l'évolution, la fréquence de la guérison, parfois la mutabilité des phénomènes moteurs (Babinski).

La névrite lépreuse a toutes les allures d'une névrite mixte ; les altérations des nerfs déterminent l'ensemble ordinaire des troubles moteurs, trophiques et sensitifs, auxquels il faut ajouter l'augmentation de volume des nerfs malades, soit d'une façon uniforme, soit en nodosités (lépromes des nerfs).

Ce qu'il y a de spécial à la lèpre, c'est la dissociation syringomyélique de la sensibilité dans certains territoires nerveux, dissociation constatée dans plusieurs cas. L'exploration des nerfs par la palpation dans les régions où ils sont accessibles peut fournir des renseignements d'une grande valeur diagnostique (Œttinger) (1). Inutile d'insister sur les différences d'évolution.

La polynévrite du béribéri ressemble parfois beaucoup à celle de l'alcool ; la forme atrophique de Scheube (2) peut si-

(1) *Gaz. hôp.*, 26 mai 1895.

(2) Scheube, *Die japonaïsche Kakke* (*Deutsch. Arch. f. klin. Med.*, XXXI).

muler la paralysie alcoolique généralisée subaiguë; la forme pernicieuse aiguë rappelle la polynévrite alcoolique aiguë.

L'apparition hâtive des troubles cardiaques et des troubles respiratoires liés à des altérations du pneumogastrique et du phrénique, ainsi que peut le montrer la compression de ce dernier nerf (Lacerda) (1) fournira d'utiles éléments pour le diagnostic. En cas de doute, des lésions du nerf optique pourraient faire pencher la balance en faveur d'une intoxication par l'alcool.

L'empoisonnement arsenical, si bien étudié par Brissaud (2), peut, dans sa forme aiguë, si bien prendre le masque de l'intoxication éthylique, que M. Jaccoud se demande si l'influence de l'alcool ne saurait être incriminée. Mais, outre les données étiologiques, la rareté des désordres cérébraux, l'intensité moindre des troubles sensitifs, l'évolution presque constamment favorable, caractérisent la névrite arsenicale. La polynévrite mercurielle, décrite de main de maître par Letulle (3), peut également présenter les plus étroites analogies avec l'alcoolique. Les troubles mentaux sont plus marqués dans l'hydrargyrisme, s'il y a de l'affaiblissement intellectuel, de l'hébétude, de la perte de la mémoire. Les masses musculaires paralysées sont le siège de secousses convulsives qui augmentent sous l'influence des émotions. L'amyotrophie est peu accusée et peut même faire défaut.

La paralysie oxycarbonée débute presque au sortir de la période aiguë de l'intoxication. Elle s'installe rapidement, frappant surtout les groupes d'extension et l'accompagnant de troubles trophiques, mais l'atrophie musculaire est tardive, peu marquée et régresse facilement ; les désordres de la

(1) Lacerda (J.-B.) *Revue neurol.*, 1893.
(2) Th. d'ag., Paris, 1886.
(3) Arch. physiol., 1887.

sensibilité sont bien moins marqués que dans l'intoxication éthylique, les réflexes tendineux persistent et tendent même à s'exagérer. La guérison s'obtient en général assez facilement, mais il reste des anesthésies et des troubles durables de l'intelligence. L'empoisonnement par le sulfure de carbone peut causer des paralysies généralement peu accusées, ne se généralisant que d'une façon exceptionnelle. Mais alors les fléchisseurs sont surtout intéressés. L'atrophie musculaire est rare et peu marquée, les troubles intellectuels, l'affaiblissement de l'ouïe et de la vue, la perte du sens génital, caractérisent cette intoxication qui, en règle, se termine par la guérison.

Un certain nombre de polynévrites consécutives à des maladies soit infectieuses, soit dyscrasiques, peuvent, sous la forme mixte, simuler la paralysie alcoolique. Une de ces polynévrites, la polynévrite puerpérale a été isolée par Mœbius (1) puis par Tuilaut (2) ; elle peut se présenter avec une forme généralisée imitant la paralysie alcoolique à tel point que certains auteurs se demandent si parfois il ne s'agit pas de paralysies alcooliques survenant chez les puerpérales (ou chez des femmes atteintes de vomissements incoercibles de la grossesse). On a indiqué comme caractères différentiels la plus grande rapidité de l'évolution, l'appareil fébrile de début, etc. ; mais « c'est la notion étiologique qui permet de porter le diagnostic » (Tuilaut).

L'ergotisme, la pellagre, ont une physionomie propre ; la paralysie pellagreuse, décrite par Brierre de Boismont (3), ne semble guère prêter à la confusion. La trichinose peut, dans certains cas, simuler grossièrement la polynévrite alcoolique. Mais les troncs nerveux sont indolores à la pression, il n'existe

---

(1) Mœbius, *Neuritis puerperalis* (*M. . .ch. med. Woch.*, 1887).
(2) Th. Paris, 1892.
(3) *Suppl. au Dictionnaire des dictionnaires de Fabre*, 1830.

ni amyotrophie ni anesthésie, et la constatation directe des trichines, dans un fragment de muscle enlevé par les moyens d'usage et avec une rigoureuse asepsie lèvera tous les doutes.

Reste à dire un mot de la question des associations morbides. La polynévrite alcoolique peut coexister avec toutes les maladies, elle peut se développer en même temps qu'une autre polynévrite, et Brissaud a fait observer que « pour être saturnin on n'en est pas moins homme. » Le diagnostic pourrait, dans des cas semblables, devenir particulièrement épineux.

Une des associations les plus fréquentes et les plus importantes en l'espèce est celle de la polynévrite alcoolique et de l'hystérie ; nous devons la signaler d'une façon toute spéciale.

CHAPITRE VII

TRAITEMENT

Tout d'abord soustraire le malade à ses habitudes alcooliques. On pourra agir progressivement, mais toujours avec le plus de rapidité possible, quand la suppression brusque paraîtra ne pas pouvoir être sans inconvénients. Eviter toutes les causes de fatigue, de refroidissement, et proscrire à la période d'augment les interventions thérapeutiques trop actives (massage, électrothérapie).

Les douleurs vives seront combattues par le chloral et l'opium à doses suffisamment élevées (Lancereaux), l'adynamie et l'infection, dans les cas graves, seront justiciables des moyens ordinaires. L'alcool pourra même, au besoin, être administré, mais avec la plus grande prudence.

La caféine, la strychnine, l'éther, ont leurs indications habituelles.

L'antisepsie ou mieux l'asepsie la plus parfaite sont de règle jusque dans les plus petits détails.

Dans tous les cas, on prescrira un traitement général reconstituant : bonne alimentation, repos, fer, arsenic, kola, coca, noix vomique, etc. (suivant les indications).

L'hydrothérapie, l'électricité, les massages proscrits dans les périodes de progression du mal, seront très utiles, une fois le processus calmé. Les courants galvaniques faibles seront d'abord essayés, puis on pourra leur adjoindre l'emploi

prudemment réglé des courants faradiques ; les courants sinu-
soïdaux, qui favorisent la nutrition, ont également une grande
utilité. Un grand nombre de médicaments ont été prôhés tour
à tour, il faut se tenir sur la plus grande réserve. Nous ne
saurions mieux faire que de nous associer aux paroles de
MM. Thiroloix et Dupasquier, écrites à propos d'un cas du
service de M. Lancereaux, traité par le chlorure d'or, et qui
avait guéri avec une rapidité extraordinaire. « Voir dans ce
cas une relation de cause à effet, ce serait, à l'heure qu'il est,
faire preuve d'empirisme ; pour juger de l'efficacité d'un mé-
dicament, il faut, en effet, connaître et avoir déterminé par
l'expérimentation son mode d'action physiologique ; les faits
manquent, et ils ne permettent en rien d'arguer en faveur de
l'efficacité du chlorure d'or dans la paralysie alcoolique... »

Nous donnons *in-extenso*, comme base de notre travail, l'observation complète de la femme que nous avons suivie lors de son dernier séjour à l'hôpital de Mustapha, dans le service de M. le docteur Moreau, suppléé par M. le docteur A. Cochez.

OBSERVATION

Paralysie alcoolique aiguë et généralisée chez une femme de trente-cinq ans. — Antérieurement, gastrite et délire alcooliques. — Début brusque par attaque hystériforme. — Incontinence d'urine et des matières. — La face seule aurait été respectée. — Période d'état dure un mois et demi environ, est suivie d'une période d'amélioration progressive.

Veuve X... (Louise), trente-cinq ans, née à Montpellier. En Algérie depuis vingt et un ans. Profession, culottière (travaille à la machine à coudre chez elle), a été pendant quelque temps femme de chambre dans un hôtel meublé.

Antécédents héréditaires. — Ses parents étaient bouchers. Son père, extrêmement nerveux, s'emportait pour rien, et, dans sa colère, il aurait tout brisé; n'était pas buveur. Il a succombé à un coup de sang. Sa mère a toujours été très calme. Elle est d'une bonne santé et existe encore. La malade prétend tenir de son père au point de vue du caractère.

Antécédents personnels. — Venue de Montpellier à Bel-Abbès (Algérie) dès son mariage, à l'âge de quinze ans et demi. Son mari, agent de police, est mort il y a onze ans, en la laissant dans la misère, avec un fils. Elle tombe dans un profond chagrin, et, complètement découragée, tente plusieurs fois de mettre fin à ses jours. Elle vient à Alger quatre ans après son veuvage, et devient femme de chambre dans un hô- tel, et bientôt la maîtresse de son patron. Puis elle travaille à la machine à coudre. C'est lors de son séjour à Alger que son penchant pour la boisson se développe. Elle avoue avoir une véritable prédilection pour la crème de menthe, dont elle fait un usage quotidien. On connaît sa préférence, puisque une de ses amies lui donne pour ses étrennes un litre et demi de crème de menthe qui est bu en un jour et demi. Elle ne se contente pas de cette liqueur et prend quotidiennement du cognac et du Picon groseille. Tombe malade, il y a deux ans et demi environ; elle éprouve des douleurs dans l'estomac et vomit ce qu'elle ingère.

Premier séjour à l'hôpital. — Entre à la salle Andral, le 26 août 1893, pour sa gastrite. Elle ressent toujours de vio- lentes douleurs à l'estomac et a des vomissements incessants. On lui donne du lait, la potion de Rivière et de la glace. Pas de vomissements de sang. Pendant ce séjour, elle se lève la nuit et réveille ses voisines. On est obligé de l'évacuer au quartier des aliénés, où son agitation est telle qu'on lui met la camisole. Cependant, elle sort guérie ou très sensiblement améliorée, le 5 septembre, après six jours seulement de séjour aux aliénés. Elle reprend ses occupations et va à peu près bien, mais elle passe de mauvaises nuits à cause des cauche- mars qui troublent son sommeil.

2° *séjour* : Bientôt les mêmes symptômes gastriques repa- raissent : douleurs, vomissements, et elle entre de nouveau à la salle Andral, du 30 octobre au 17 novembre 1893. On la traite de la même façon ; à sa sortie, l'amélioration lui permet de se remettre au travail, mais elle retombe bientôt et rentre à l'hôpital pour la troisième fois, où elle séjourne dans la salle Bouillaud, du 19 février au 27 février 1894. Nouvelle amélioration et nouvelle sortie,

Elle fait un quatrième séjour à la salle Claude-Bernard, du 12 juin au 1er juillet 1894. Cette fois, l'intolérance gastrique se complique de tremblements des mains et de faiblesse des membres supérieurs. Ses nuits sont toujours agitées par les cauchemars ; elle sort encore de l'hôpital soulagée. Elle reprend son travail journalier, mais son appétit est nul, ses membres inférieurs la supportent mal, elle vacille sur ses jambes, et elle est même tombée deux fois à genoux dans la rue ; elle remarque de plus que chaque soir les jambes et les pieds sont enflés.

Un jour du mois de juillet, comme elle travaillait à la machine, elle apprend que son amant s'est embarqué dans la journée pour la France, sans espoir de retour. Elle est prise d'une grande tristesse et se retient pour ne pas pleurer. Elle passe la nuit et la matinée dans cet état. Dans la journée, comme elle travaillait à la machine, un éclair lui passe brusquement devant les yeux et elle tombe en arrière avec sa chaise, les yeux grands ouverts, pas de perte de connaissance ni de perte de la parole ; pas de grands mouvements convulsifs, mais c'est avec peine qu'on retire ses ciseaux de sa main fortement contracturée. Au moment de cette chute, elle avait envie de pleurer, mais les larmes n'ont coulé qu'après l'attaque. On la porte sur son lit et, le 20 juillet, on la rapporte *pour la cinquième fois à l'hôpital* dans la salle Claude-Bernard.

Elle est absolument immobilisée dans son lit et ne peut mouvoir que la tête. Les membres supérieurs et inférieurs sont en résolution complète, le tronc ne peut se mouvoir, de sorte que le moindre changement de position est impossible.

Il faut trois ou quatre aides pour mettre la malade sur le vase. *Elle a d'ailleurs une incontinence complète des urines et des matières fécales.* Aucune douleur dans les membres. Au contraire, elle n'a plus la notion de ses bras ou de ses jambes qui tombent hors du lit, sans qu'elle s'en aperçoive et que des voisines complaisantes viennent redresser. Anesthésie des membres.

Il n'y a pas de fièvre : diarrhée, appétit nul. On nourrit la malade exclusivement de lait. C'est l'infirmière qui la fait boire, mais le liquide est rejeté presque immédiatement.

Cet état grave, caractérisé par une paralysie générale complète et des vomissements incoercibles, dure environ un mois et demi. A partir de cette époque, une amélioration progressive se montre ; la perte de la notion des membres inférieurs est remplacée par des douleurs spontanées, engourdissements, fourmillements, douleurs fulgurantes, crampes, qui siègent dans les jambes et se montrent surtout la nuit. A la date du 3 octobre, elle est dans l'état suivant :

Aspect général. — Elle est pâle, ses traits sont tirés, sa face est bouffie, ses muqueuses sont décolorées, à tel point qu'on pouvait penser un instant à un mal de Bright. Elle ne peut marcher que fortement soutenue par deux aides, et traîne péniblement les pieds par terre sans lever les jambes.

Motricité. — Lorsqu'elle est couchée, les segments des membres inférieurs sont en extension, et les pieds se continuent presque en ligne droite avec les jambes. Les orteils sont en griffe, sauf le gros orteil qui pourtant, au dire de la malade, aurait *été le plus fléchi au début.* Si V... s'assied laissant les jambes pendantes, le pied tombe en varus équin. La malade peut étendre les orteils, mais redresse à peine l'avant-pied. Il est d'ailleurs assez facile de s'opposer à ces mouvements.

Le signe de Romberg existe en partie, car V... ne peut rester longtemps debout, les yeux fermés.

Les membres supérieurs présentent l'attitude typique de la paralysie saturnine. L'avant-bras est en pronation, la main et les doigts sont fléchis (surtout le médius et l'annulaire). V... peut mettre la main sur la tête, et tous les mouvements du bras et de l'avant-bras sont possibles, la main et les doigts peuvent se fléchir et la malade fait le poing, mais l'extension est très incomplète, surtout celle des doigts.

Les mouvements de latéralité des doigts, étalés sur une table, sont possibles. Le long supinateur se contracte.

Ces troubles paralytiques sont symétriques, mais un peu plus marqués à droite. La contractilité électrique est nulle, au moins dans les muscles des bras et des jambes. Il n'a pas été possible d'appliquer les courants galvaniques, et par conséquent de rechercher la réaction de dégénérescence.

Sensibilité. — Légère hyperesthésie au niveau des membres supérieurs, hyperthésie plantaire. Sensibilité cutanée normale au tronc, à la face, un peu d'hyperalgésie aux membres supérieurs, peut-être un peu d'exagération de la sensibilité au froid, pas de retard de la sensibilité.

Elle ressent, chaque nuit, des fourmillements qui partent de la plante des pieds, et arrivent vers le milieu du mollet. Parfois ce sont des douleurs « comme des décharges électriques » dans les jambes, ou des boules douloureuses (crampes) dans les mollets.

Douleurs dans les reins qui l'empêchent de monter dans son lit et de ramasser quelque chose. Ces douleurs ressemblent aux douleurs électriques des jambes et se dirigent de bas en haut.

Toutes ces sensations douloureuses se seraient développées dans le cours de la paralysie. Il n'y a aucune douleur spontanée dans la tête ou dans les membres supérieurs.

Douleur par malaxation des muscles. — Si l'on comprime quelque peu les muscles du mollet ou des avant-bras (surtout les extenseurs), on détermine une douleur vive qui arrache des cris à V... Même résultat, si l'on comprime le sciatique au niveau du creux poplité, ou le tendon d'Achille, ou encore les vertèbres lombaires.

Réflexes. — Le réflexe patellaire est aboli, mais le réflexe plantaire est très exagéré. Le chatouillement détermine un tremblement très marqué des deux membres inférieurs et arrache des plaintes à la malade, le réflexe pharyngien existe.

Troubles trophiques. — La peau des membres inférieurs est lisse et luisante. Ancienne plaque d'eczéma sur la jambe droite. Œdème des membres inférieurs, très marqué surtout le soir et prédominant aux pieds et aux chevilles. Œdème du dos des mains et tumeur dorsale du carpe à droite. Les ongles des pieds présentent des striations transversales, sueurs faciles aux mains ; elle a toujours les pieds glacés et les mains brûlantes.

L'atrophie musculaire existerait aux membres inférieurs, *au dire de la malade ;* elle est incontestable au niveau de la face postérieure de l'avant-bras.

Troubles psychiques. — Il n'y a plus de délire bruyant, comme lors de son premier séjour à l'hôpital. La mémoire a diminué et la malade oublie facilement ce qu'elle a dit ou fait la veille. Nous avons pu le constater maintes fois dans nos interrogatoires.

Chaque nuit elle a des cauchemars et parle souvent à haute voix. Elle voit des incendies ou des paysages qui sont mobiles, ou de petits animaux qui lui mordent les mollets ; ou bien elle tombe dans les précipices. Parfois elle se croit à l'amphithéâtre en contact avec des morts. Pendant une, nuit qui suivit un examen attentif de la sensibilité des membres inférieurs, elle cria à plusieurs reprises: « Docteur, vous me faites mal. »

Les autres appareils paraissent sains. L'appétit revient, les digestions sont bonnes, rien à signaler du côté de l'appareil respiratoire. Pas de râles de bronchite; les sommets paraissent sains.

La malade a ressenti parfois une douleur au cœur. Rien d'anormal à l'auscultation. La pression artérielle mesurée au sphygmomanomètre donne le chiffre de 14^{em}, inférieur à la normale.

Les urines sont claires; elles ne contiennent ni albumine, ni sucre.

En novembre, la malade s'améliore progressivement, mais lentement. Elle peut tricoter et marcher; mais la marche est lente, les pieds traînent sur le sol; il n'y a pas de steppage; aucun trouble d'incoordination. Pas de signe de Romberg. Le pied droit se tourne facilement en dedans, de sorte que la marche est lente et de courte durée. L'appétit est excellent; les forces reviennent, les fourmillements et les rêves nocturnes ont bien diminué, grâce au chloral et à la morphine.

La malade quitte l'hôpital très améliorée.

DISCUSSION

Nous avons maintenant deux points distincts à traiter. Tout
d'abord, établir la légitimité de notre diagnostic de paralysie alcoolique généralisée, à propos du cas dont nous venons
de relater tout au long l'observation.

Puis nous devrons faire la critique de cette observation, en
mettre en relief les particularités intéressantes, tirer de notre
cas tous les enseignements qu'il comporte et signaler avec le
plus grand soin toutes les différences qu'il peut présenter
avec les descriptions classiques.

Légitimer notre diagnostic nous paraît facile. Les excès alcooliques sont avérés. Depuis plus d'un an, divers séjours à
l'hôpital ont eu lieu pour des manifestations nettement éthy-
liques (gastrites, troubles mentaux, etc.). C'est donc bien à
une alcoolique qu'arrive l'attaque de paralysie de juillet 1894.
Mais cette paralysie est-elle en elle-même de nature éthylique? Le début à lui seul ne permettrait pas de l'affirmer et ne
rentre en rien dans le type classique ; mais, d'après ce que
nous savons de l'importance des signes prémonitoires, nous
pourrons avoir un élément de « présomption » diagnostique.
Outre les prodromes habituels, la malade avait, lors de son
dernier séjour antérieur à l'hôpital, fait constater « de la faiblesse des membres supérieurs et inférieurs ». Cette faiblesse
ne s'amende pas pendant son séjour en ville, puisque « les
membres inférieurs la supportent mal, elle vacille sur ses
jambes et elle est même tombée deux fois à genoux dans la

rue. De plus, chaque soir les pieds et les jambes sont enflés. »
Voilà qui appartient bien au tableau de début d'une paralysie
alcoolique. Déjà, à cette époque, on aurait pu annoncer la
probabilité d'un forme généralisée, à cause de l'affaiblissement des membres supérieurs. Ainsi, lorsque la paralysie se
produit, nous étions déjà en présence d'une alcoolique *avérée*
et *en imminence de paralysie alcoolique.*

De l'attaque elle-même nous ne parlerons pas maintenant,
nous réservant de l'étudier à fond dans le paragraphe suivant. Aussi bien n'avons-nous pas besoin de cet élément pour
établir d'une façon qui nous paraît sûre notre diagnostic. La
marche, l'évolution de la maladie, viennent l'éclairer de la
manière la plus absolue. Six semaines après « l'attaque » de
paralysie, les premiers phénomènes de régression se montrent et la malade accuse « des douleurs spontanées, engourdissements, fourmillements, douleurs fulgurantes, crampes
qui siègent dans les jambes et se montrent surtout la nuit. »

Le 3 octobre, lors de notre examen, le doute n'était plus
permis, le tableau était devenu classique jusques aux moindres détails ; la localisation des phénomènes paralytiques aux
groupes d'extension, l'attitude des membres, la symétrie des
lésions, les troubles sensitifs les plus nets : hyperesthésie
cutanée légère, hyperalgésie à la pression des masses musculaires et des troncs nerveux ; fourmillements, douleurs fulgurantes, douleurs en ceinture, crampes ; abolition des réflexes
tendineux et exagération des réflexes plantaires ; glossy-
skin, œdème des pieds et des mains, striations des ongles ;
tumeur dorsale du carpe ; amyotrophie ; amnésie rétrograde
typique ; cauchemars, insomnies, agitation nocturne ; amélioration lentement progressive jusqu'à la sortie, tel était
l'ensemble des lignes qui étaient venus confirmer le diagnostic
posé dès l'abord par nos maîtres

Nous avions donc bien eu affaire à une paralysie alcoolique

généralisée, mais ayant présenté, entre autres manifestations à signaler, une phase anormale que nous allons maintenant étudier. Je veux parler de la période « d'augment » de notre cas. Cette période n'existe point à proprement parler ; la malade tombe tout d'un coup, et la paralysie se trouve constituée d'emblée. Ce début soudain est des moins classiques ; cependant MM. Achard et Soupault ont rapporté un fait absolument analogue.

L'attaque en elle-même est fort intéressante à analyser ; violente contrariété, puis, après s'être contenue un certain temps, « un éclair lui passe brusquement devant les yeux, et elle tombe en arrière avec la chaise, les yeux grands ouverts. Pas de perte de connaissance ni de perte de la parole, pas de grands mouvements convulsifs, mais c'est avec peine qu'on retire les ciseaux de la main fortement contracturée... »

Voilà qui n'appartient pas à la paralysie alcoolique, qui est absolument flaccide. L'aura (l'éclair brusque), la chute avec conservation de la connaissance et de la parole, la contracture semblent bien constituer une attaque d'hystérie, que va compléter la crise de larmes qui l'a suivie. Et j'ajouterai une attaque de petite hystérie, puisqu'il n'y a ni phase épileptoïde (conservation de la connaissance et de la parole) ni grands mouvements, etc. On emporte la malade sur son lit ; puis on l'amène, peu après, à l'hôpital, où dès l'entrée, on constate « qu'elle est absolument immobilisée dans le lit et ne peut mouvoir que la tête. Les membres supérieurs et inférieurs sont en résolution complète, le tronc ne peut se mouvoir... »

« Incontinence complète des urines et des matières fécales. Aucune douleur dans les membres, a perdu la notion de ses bras et de ses jambes. Anesthésie des membres. » Cette impotence si rapidement complète, accompagnée d'anesthésie, de perte absolue du sens musculaire et *sans douleurs* est bien exceptionnelle dans la névrite alcoolique ; mais il me paraît beaucoup plus difficile de rattacher à l'hystérie une paralysie de cette nature. Les *quadriplégies*, étudiées par Briquet et par Chevalier n'accusent pas la participation du tronc ; le syndrome n'est pas aussi chargé ; les troubles des réservoirs, les troubles trophiques ne s'y voient guère ; enfin une paralysie hystérique aussi complète ne dure d'ordinaire pas six semaines dans cet immuable *statu quo*. Que l'expression de la polynévrite alcoolique ait été chez notre malade un peu modifiée par le terrain névropathique, cela peut être, et c'est probable ; mais je crois pouvoir maintenir à la paralysie que nous venons d'étudier le nom de *polynévrite alcoolique généralisée*.

Un autre problème intéressant, soulevé par notre observation, est la question de la fièvre. Dans la paralysie alcoolique généralisée aiguë, la fièvre, disent la plupart des auteurs, existe toujours.

« La température est toujours élevée dans ce cas, écrit M. Laffite, surtout à la période terminale, même en dehors de toute complication viscérale. » Or notre malade n'a jamais présenté de fièvre et il serait difficile de refuser à ce cas-là la qualification d'aigu, étant donné la rapidité de la marche, l'identité des phénomènes paralytiques et des troubles vésico-rectaux, des troubles trophiques.

Œttinger, d'ailleurs, avec un très grand sens clinique, écrivait dans sa remarquable thèse : « Il est difficile de dire si l'évolution de la paralysie s'accompagne ou non de fièvre. Dans plusieurs cas l'observation n'a pas été faite. Dans la plupart des autres, il survenait des complications qui enlevaient au symptôme fébrile toute valeur séméiologique. »

Au point de vue de l'âge, il est une remarque à faire ; notre sujet avait trente-cinq ans. MM. Thiroloix et Dupasquier disent que la forme aiguë de la paralysie alcoolique généralisée ne se rencontre guère que chez les femmes de dix-sept à vingt-cinq ans. Nous adopterions plus volontiers l'expression de M. Laflitte, pour qui l'affection qui nous occupe, est une affection « de l'âge adulte. »

Nous abordons enfin un des points qui nous ont engagé à entreprendre cette étude. Je veux dire la question de la nature du toxique. Il nous semble qu'il y a peut-être là une des causes des dissemblances si particulièrement marquées dans les observations cliniques des polynévrites alcooliques. Certaines différences dans la physionomie symptomatique de l'affection peuvent tenir à la nature particulière du poison absorbé ; il est donc important de relater avec grand soin, à titre documentaire, les observations dans lesquelles un agent toxique unique ou encore mal étudié, peut être incriminé.

Quelques tentatives ont d'ailleurs été faites dans cette voie. A la suite de Lancereaux, qui dissocie nettement les effets des liqueurs « à essence » et de l'alcool vrai, nombre d'auteurs, en particulier tout récemment Charpine (1), ont fait des monographies sur l'absinthisme opposé à l'alcoolisme. M. Voisin, dans une étude sur le vulnéraire anisé, disait déjà que « la forme symptomatique différait à plus d'un égard de celle de l'alcoolisme ordinaire (2). »

Nous savons bien qu'il y a une difficulté pratique, et qu'on va nous objecter qu'en général les buveurs ne se contentent guère d'une seule espèce de boisson alcoolique. Raison de plus pour publier avec grand soin les cas dans lesquels un agent d'intoxication peut être trouvé à l'état isolé, ou même, tout simplement, jouant un rôle prédominant.

(1) Th. Paris, 1894.
(2) *Assoc. fr. pour l'av. des sc.* (Cong. Paris, 1889).

Dans notre observation, cette place prépondérante est prise par l'essence de menthe. La malade prenait en outre, il est vrai, du cognac et de l'amer Picon, mais c'était peu de chose, eu égard à la consommation effrayante de crème de menthe à laquelle elle se livrait (jusqu'à un litre en un jour et demi !).

La littérature médicale ne nous a pas fourni de documents bien nombreux sur l'essence de menthe. Nous la voyons signalée dans les leçons cliniques de Magnan (1) comme ayant produit surtout des manifestations délirantes.

MM. Cadéac et Meunier, dans une communication à la Société de biologie, disent que « la menthe, prise à haute dose, détermine chez les animaux une excitation et une ivresse semblables à celle que produit l'alcool éthylique ; à faible dose, elle provoque chez les animaux, *comme chez l'homme*, de l'abattement et de la somnolence ; c'est une essence du groupe stupéfiant (2). »

N'aurions-nous point là un des facteurs de la physionomie si bizarre de la paralysie que nous avons relatée, et qui pendant toute la période d'état, n'a pas présenté de phénomènes douloureux ?

Des observations nouvelles pourront servir à éclaircir ce point.

(1) *Leçons cliniques sur les maladies mentales*, Paris, 1893.
(2) *Soc. biol.*, 9 nov. 1889.

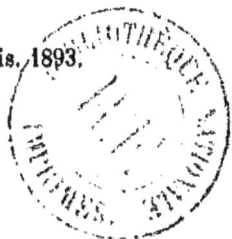

CONCLUSIONS

I. — La paralysie alcoolique généralisée aiguë peut évoluer sans fièvre; elle peut également ne pas présenter de troubles sensitifs douloureux pendant une partie tout au moins de sa durée (même à la période d'état).

II. — La nature des substances composant les différentes boissons alcooliques doit avoir un rôle dans l'expression symptomatique des intoxications qu'elles produisent.

III. — L'association de la polynévrite alcoolique avec une maladie soit préexistante, soit révélée lors de l'invasion de la paralysie (hystérie dans le cas particulier), peut modifier profondément le tableau clinique ordinaire.

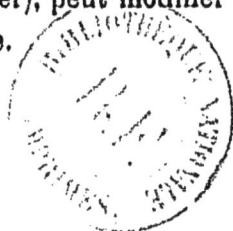

380

www.ingramcontent.com/pod-product-compliance
Lightning Source LLC
Chambersburg PA
CBHW070820210326
41520CB00011B/2030